DELIZIOSE INSALATE 2021

GUSTOSE RICETTE PER AUMENTARE LA TUA ENERGIA

LILIANA MORANTE

Sommario

4

Insalata Spagnola

ingredienti

2 cipollotti tritati

2 pimenti

1 Lattuga fresca

6 Olive

1 cucchiaino. Paprica

2 spicchi d'aglio

Spruzzata di Aceto Balsamico

4 mandorle pelate

2 fette di pane

Un pizzico di sale a piacere

Metodo

Per prima cosa preriscaldare il forno. Quindi ungere un po' la griglia. Tritare molto finemente lo scalogno. Ora metteteli nel forno preriscaldato. Dopo che sono pronti, metterli in una terrina e aggiungere la lattuga fresca, i peperoni, le olive e le mandorle nella ciotola. Lancia bene. A questo punto aggiungete l'aceto balsamico e cospargete di paprika e sale a piacere. Strofinare le fette di pane grigliato con l'aglio e sbriciolarle nella ciotola. Lancia bene.

Godere!

Insalata di avocado

ingredienti

2 avocado freschi

1 cipolla dolce tritata fresca

1 Peperone tritato finemente, verde

Coriandolo fresco, tritato

Succo di 1/2 limone

Sale qb

Pepe nero macinato fresco per spolverare

Metodo

Prendi tutti gli ingredienti freschi. Lavali. Ora prendi un'insalatiera. Ora aggiungi l'avocado sbucciato, snocciolato e ben tagliato a dadini, la cipolla dolce tritata, il peperone verde tritato e il coriandolo fresco tritato. Quindi spruzzare il succo di lime fresco di circa mezzo limone. Quindi per condire cospargere di sale qb e pepe nero macinato al momento. Quindi mescolateli

molto bene e serviteli freschi e deliziosi.

Godere!

Insalata Waldorf

ingredienti

1/2 tazza di maionese

¼ tazza di panna acida fresca

tazza di erba cipollina

1 mazzetto Prezzemolo fresco, tritato

1 cucchiaino. Scorza di limone

Succo fresco di 1/2 lime

1 cucchiaino. Sedano

8 noci

Zucchero a piacere

Pepe nero macinato fresco per spolverare

Metodo

Prendete una ciotola e versate la maionese e montatela con la panna acida fresca. Unite ora l'erba cipollina, il prezzemolo tritato fresco e la scorza di limone. Mescolali bene. Irrorare con il succo di lime fresco e cospargere di zucchero a piacere e pepe per condire. Condite con sedano e noci tritati.

Godere!

Macedonia

ingredienti

2 mele rosse fresche

1 tazza di mirtilli rossi

2-3 gambi di sedano

½ tazza di noci tritate

1 nettarina

Yogurt fresco, a piacere

Metodo

Prendete le mele rosse fresche e tritatele bene. Tritate anche le noci e il sedano. Ora prendi una grande insalatiera. Aggiungete ora i pezzi di mela rossa, i mirtilli rossi secchi o freschi, la nettarina, le noci tritate e il sedano fresco tritato. Lancia bene. Ora versate lo yogurt fresco nella ciotola e mescolate bene. Mettere in frigo l'insalata per circa 3 ore. Servire freddo.

Godere!

Insalata greca con riso

ingredienti

½ tazza di olio extra vergine di oliva

2 tazze di riso cotto

1 cetriolo fresco

2 pomodori freschi

1 mazzetto di prezzemolo fresco

1 mazzetto di menta

1 cucchiaino. aneto essicato

½ tazza di formaggio feta

½ tazza di scalogno tritato

Salsa piccante, a piacere

Sale, a piacere

2 cucchiai. succo di limone

Scorza di limone, a piacere

Metodo

Prendete una ciotola e frullate olio extra vergine di oliva, succo di limone fresco e sale qb. Tritare cetrioli e pomodori freschi. Aggiungerli al mix di olio d'oliva e succo di limone e mescolare per ricoprire. Unite ora il prezzemolo tritato, l'aneto essiccato, lo scalogno, la menta fresca e la scorza di mezzo limone e mescolate bene. Ora aggiungi il riso cotto e mescola delicatamente per assicurarti che il riso non si rompa. Completare con salsa piccante e formaggio feta. Servire subito.

Godere!

Insalata di salsa di mango

ingredienti

1 mango tritato

1 cipolla verde tritata

3 cucchiai. coriandolo fresco tritato

3 cucchiai. di succo di limone

1 carta campana rossa tritata

1 peperoncino jalapeno fresco tritato finemente

Metodo

Lavare il mango, sbucciarlo e tritarlo. Prendere una ciotola e aggiungere i mango, il peperone rosso, la cipolla verde tritata, il coriandolo fresco tritato e il peperoncino jalapeno tritato finemente. Mescolali bene. Coprire la ciotola e lasciare in ammollo il composto nei succhi per 30-40 minuti.

Disporre questa salsa in un piatto da portata e servirla con patatine o con il pesce.

Godere!

Insalata Di Fagioli Rossi

ingredienti

15 once di fagioli nani

1 Peperone tritato

1 tazza di formaggio feta

Un filo d'olio d'oliva

1 spicchio d'aglio tritato

1 testa Cavolo tritato

1 cucchiaino. Prezzemolo fresco, Tritato

Un filo d'olio d'oliva

Un filo di succo di limone fresco fresh

Metodo

Per prima cosa prendete i fagioli borlotti in scatola e sciacquateli bene per qualche minuto. In una grande insalatiera, aggiungere i fagioli borlotti, il cavolo tritato, le cipolle, il peperone e lo spicchio d'aglio tritato. Lanciati

insieme. Quindi aggiungere il prezzemolo, il succo di limone e un filo d'olio

d'oliva e mescolare fino a ricoprirli. Completare con formaggio feta. Mettere

in frigo per qualche ora e servire ben freddo.

Godere!

Insalata di zucca e aneto

ingredienti

1 zucchina fresca a fette

2 zucchine gialle fresche

2-3 cucchiaini. di aneto essiccato

1 cucchiaio. Succo di limone

Sale qb

Pepe

2 cucchiaini. Burro

Metodo

Lavate e tritate le zucchine e la zucca. Scaldare il burro in una padella e far rosolare le verdure a fuoco medio-basso per 10-15 minuti. Condire le verdure con un pizzico di sale e pepe e l'aneto essiccato. Quindi saltare ancora un po' e aggiungere il succo di limone. Mettere in frigo per una notte e servire ben freddo.

Godere!

Insalata di cetrioli freschi allo yogurt

ingredienti

1 tazza di yogurt bianco

3-4 cetrioli inglesi

sale

Pepe

1 cucchiaino. Aneto essiccatori

1 scalogno tritato finemente

1 spicchio d'aglio tritato

Metodo

Lavate i cetrioli inglesi, sbucciateli e tritateli. Tritare finemente lo scalogno.

Ora prendi una ciotola e aggiungi i cetrioli tritati, lo scalogno, lo yogurt e

l'aglio e mescola bene. Cospargere di sale, pepe e aneto essiccato.

Mescolare bene l'insalata. Mettere in frigo per una notte e servire ben freddo.

Godere!

Insalata Di Maccheroni Facile

ingredienti

1 tazza di maccheroni cotti

½ tazza di maionese

3 cucchiai. panna acida fresca

1 cucchiaino. senape secca

1 gambo di sedano, affettato

1 cipolla rossa, tritata

1 cucchiaino. prezzemolo tritato

Zucchero, quanto basta

Un filo di aceto di mele

Sale qb

Pepe nero macinato fresco per condire

Metodo

Prendete una ciotola e sbattete la maionese insieme alla panna acida fresca.
Aggiungere la senape essiccata, un filo di aceto di mele, zucchero, sale e
pepe nero macinato fresco a piacere. Mescolare bene. Unire i maccheroni
cotti e la cipolla, il prezzemolo e il sedano appena affettati e mescolare
bene. Servire subito.

Godere!

Insalata greca con frittata

ingredienti

5 uova

1 cucchiaio. olio d'oliva

½ cipolla rossa

2 pomodori, tagliati a pezzi

5-6 olive nere

1 cucchiaino. prezzemolo tritato

½ tazza di formaggio feta sbriciolato

Sale e pepe

Metodo

Prendete una ciotola capiente e sbatteteci dentro le uova con sale, pepe e prezzemolo tritato. Scaldare l'olio d'oliva in una padella antiaderente e soffriggere le cipolle rosse per pochi minuti, finché sono tenere. Aggiungere i pomodori e le olive nella padella e cuocere per qualche minuto. Ora versaci dentro l'uovo sbattuto e cuoci fino a cottura ultimata. Spargere sopra la feta e mettere la padella sulla griglia preriscaldata per 6 minuti. Tagliate ora a spicchi la frittata soffiata e dorata e servitela.

Godere!

Insalata di pancetta e piselli

ingredienti

4 fette di pancetta

1/4 di tazza d'acqua

2 cipolle fresche, tritate finemente

1 confezione di piselli surgelati

Un filo di salsa Ranch

1/2 tazza di formaggio cheddar, sminuzzato

Metodo

Rosolare la pancetta in una padella e sbriciolarla quando è cotta. Tieni da parte. Lessare la confezione di piselli in una pentola e scolarli. Raffreddarli. Ora prendi una ciotola e unisci la pancetta sbriciolata, i piselli, la cipolla, il condimento per ranch e il cheddar tritato. Mescolare bene il tutto e poi mettere in frigo per un'ora. Servire freddo.

Godere!

Insalata Gialla Semplice

ingredienti

1 pannocchia di mais giallo

Un filo di olio extra vergine di oliva

1 zucca gialla fresca

3 Pomodorini a bacca gialla freschi

3-4 foglie di basilico fresco

Un pizzico di sale a piacere

Pepe nero macinato fresco per spolverare

Metodo

Per prima cosa, taglia i chicchi dal mais. Tagliare a fette la zucca gialla fresca e i pomodorini gialli freschi. Ora prendi una padella e condisci con un filo d'olio d'oliva e fai rosolare il mais e la zucca finché sono teneri. In una ciotola, aggiungere tutti gli ingredienti e condire a piacere. Sfornare e servire.

Godere!

Insalata di agrumi e basilico

ingredienti

Olio extravergine d'oliva

2 arance, spremute

1 Succo di limone fresco

1 scorza di limone

1 cucchiaio. di miele

Un filo di aceto di vino bianco

Pizzico di sale

2-3 foglie di basilico fresco, tritate

Metodo

Prendete una grande insalatiera e aggiungete l'olio extra vergine di oliva, il succo di limone e arancia freschi e mescolate bene. Quindi aggiungere la scorza di limone, il miele, l'aceto di vino bianco, le foglie di basilico fresco e cospargere di sale a piacere. Mescolare bene per amalgamare. Poi mettete in frigo a raffreddare e servite.

Godere!

Insalata Di Pretzel Semplice

ingredienti

1 confezione di pretzel

Sale per cospargere

2/3 tazza di olio di arachidi

Condimento per insalata di aglio ed erbe, puoi usare condimento per insalata a tua scelta, secondo i tuoi gusti

Metodo

Prendi una grande borsa per mescolare. Ora aggiungi i salatini, l'olio di arachidi, il condimento per insalata di aglio ed erbe o qualsiasi altro condimento per insalata. Cospargere di sale per condire. Ora agita bene il sacchetto in modo che i salatini siano ricoperti in modo uniforme. Servilo subito.

Godere!

Insalata di zucca

ingredienti

2 scatole di zucca Butternut, a cubetti

Un filo di Olio Extravergine di Oliva

Un pizzico di sale a piacere

Pepe nero macinato fresco per condire

Metodo

Prendete circa 2 scatole di zucca butternut, lavatele e tagliatele a cubetti. Ora, preriscalda il forno a circa 400 gradi F. Prendi la zucca in una ciotola, irrora con un filo di olio extra vergine di oliva e cospargila con un pizzico di sale e pepe nero appena macinato. Mescolare bene in modo che tutti i cubetti vengano ricoperti in modo uniforme. Arrostire la noce di burro fino a quando non si ammorbidisce e la parte superiore caramella. Servire.

Godere!

Insalata di pomodori, ravanelli e cetrioli

ingredienti

2-3 pomodori grandi

1-2 cetrioli

2 ravanelli, affettati sottilmente

2 peperoni rossi e arancioni

1 mazzetto di cipolle verdi, tritate finemente

Un filo d'olio di canola

Spruzzata di aceto bianco

Sale per cospargere

Pepe a piacere

Metodo

Lavate tutte le verdure, tritatele finemente e mettetele in una ciotola.

Condisci con olio di colza e aceto bianco. Mescolare bene in modo che tutte

le verdure vengano ricoperte in modo uniforme. Ora cospargere di sale e

pepe nero appena macinato e mescolare di nuovo. Servite subito questa

fresca insalata con pane o patatine o a qualsiasi pasto.

Godere!

Insalata di pomodori freschi e avocado con senape di Digione

ingredienti

2 pomodori freschi

1 avocado

1 cucchiaino. di senape di Digione

Aceto balsamico, quanto basta

Pepe nero appena macinato

Un filo di olio extra vergine di oliva olive

Metodo

Tagliare i pomodori a spicchi e sbucciare l'avocado, snocciolarlo e affettarlo.

Prendete una ciotola e mescolate insieme la senape di Digione, un filo d'olio

d'oliva, aceto balsamico qb e un po' di pepe nero. Prendete un grande piatto

da portata e disponetevi sopra le fette di pomodoro e avocado. Ora

versateci sopra il condimento che avete preparato. Servi subito questa

insalata.

Godere!

Insalata Jicama semplice

ingredienti

1 jicama, noto anche come yam bean

Sale qb

Un filo di succo di lime fresco

Spolverata di peperoncino in polvere

Metodo

Sbucciare una jicama e tagliarla a pezzetti. Disporre la jicama in un grande piatto da portata. Cospargere di succo di lime fresco, sale e peperoncino in polvere sui pezzi di jicama. Servire subito.

Godere!

Insalata di ravanelli freschi e aneto

ingredienti

1 ravanello fresco

1½ cucchiaino. di aneto tritato finemente

3 cucchiaini. aceto bianco

Olio di colza per condire

Pizzico di sale

Pepe nero, macinato

Metodo

Mondate e affettate finemente il radicchio. Prendete le fette in una ciotola e aggiungete un pizzico di sale. Lancia bene. Lasciare riposare per circa 10-12 minuti. Quindi versare un po' di aceto bianco, aggiungere l'aneto tritato, un filo d'olio di colza e una spolverata di pepe. Mescolare bene e servire subito il piatto.

Godere!

Insalata di fagiolini e cavolo cappuccio

ingredienti

12 once di fagiolini freschi

1 tazza di formaggio feta, puoi anche usare la mozzarella

Un filo d'olio d'oliva

1 spicchio d'aglio tritato

1 cavolo cappuccio fresco

1 cucchiaino. Prezzemolo fresco, Tritato

Un filo d'olio d'oliva

Un filo di succo di limone fresco fresh

Metodo

Lavare e scolare i fagiolini. In una grande insalatiera, aggiungere i fagiolini, il cavolo tritato, le cipolle, l'aglio, il prezzemolo, il succo di limone e un filo d'olio d'oliva. Lancia bene. Completare con formaggio feta. Mettere in frigo a raffreddare e servire.

Godere!

Insalata di cetrioli piccante al limone

ingredienti

2-3 cetrioli freschi, affettati finemente

2 cucchiaini. aceto di vino bianco

3 cucchiaini. semi di sedano

Sale t, a piacere

Pepe nero fresco, a piacere

4 cucchiai. succo di limone fresco

1 cipolla tritata

Metodo

Metti i cetrioli nella ciotola dell'insalata. Aggiungere l'aceto bianco, i semi di sedano, la cipolla, il succo di limone e cospargere di sale e pepe nero. Amalgamare bene il tutto e poi mettere in freezer. Servire freddo.

Godere!

Insalata Di Piselli Con Uovo

ingredienti

2 lattine di piselli freschi

3-4 uova

4 cucchiai. succo di limone fresco

1 cucchiaino. coriandolo fresco, tritato

2 cipolle fresche, tritate

6 pomodorini, tagliati a metà

Sale qb

Aglio in polvere a piacere

Metodo

Mescolare insieme i piselli, le cipolle, i pomodorini e il coriandolo fresco. Ora spremere il succo di limone fresco, aggiungere un po' di sale e l'aglio in polvere. Mescolare bene. Lessare le uova per fare delle uova sode e tagliarle a metà e aggiungerle all'insalatiera. Servire subito.

Godere!

Insalata di pomodorini e pancetta

ingredienti

2 pomodorini freschi, tagliati a metà

5 fette di pancetta

Pepe nero macinato fresco a piacere

Sale all'aglio qb

½ tazza di mozzarella fresca sbriciolata o feta

Qualche foglia di basilico fresco

Metodo

Cuocere le fette di pancetta fino a doratura, sbriciolarle e conservarle in una ciotola. Ora in un'insalatiera, aggiungi i pomodorini tagliati a metà e le foglie di basilico fresco insieme alla mozzarella fresca sbriciolata o al formaggio feta. Distribuire la pancetta sbriciolata. Completare con pepe e sale all'aglio. Servire subito.

Godere!

Insalata Di Ceci Fresca E Facile

ingredienti

1 barattolo di ceci

2 cipolle rosse, tritate

2 pomodori, tritati

2 cetrioli, tritati

1 cucchiaino. peperoncino in polvere

Un po 'di sale

Metodo

Lessare i ceci in una pentola finché sono teneri. Mettere in una terrina con i pomodori, le cipolle rosse e i pezzi di cetriolo. Combinali tutti insieme molto bene. Condire con sale e peperoncino in polvere e mescolare bene. Servilo subito.

Godere!

Insalata di uova sode

ingredienti

4-5 uova sode, tritate

1 avocado

Senape di Digione, a piacere

Un pizzico di aglio sale a piacere

Pepe nero macinato fresco per spolverare

Metodo

Prendete una ciotola e aggiungete i pezzi di uova, la senape di Digione, l'avocado e schiacciateli bene insieme. Cospargere di aglio sale e pepe per condire. Mescolateli bene e servite subito.

Godere!

Insalata Di Pasta Gustosa

ingredienti

Pasta Cotta½ tazza di maionese

3 cucchiai. Panna acida fresca

1 cucchiaino. Senape secca

1 gambo di sedano, affettato

1 cipolla rossa, tritata

1 cucchiaino. prezzemolo, tritato

Zucchero a piacere

2 cucchiai. Aceto bianco o di sidro

Sale, a piacere

Pepe nero macinato al momento, a piacere

Metodo

Prendi una ciotola e sbatti la maionese insieme alla panna acida fresca.

Aggiungere la senape essiccata, un filo di sidro o aceto bianco, lo zucchero e

cospargere di sale e pepe nero macinato fresco a piacere e mescolare bene.

Aggiungere la pasta cotta e la cipolla affettata, il prezzemolo e il sedano.

Mescolateli bene e servite.

Godere!

Insalatina di funghi e mais con cous cous

ingredienti

1 tazza di cous cous

5-6 Funghi

1 pomodoro pelato

7-8 Baby mais

sale

Pepe nero o bianco

Metodo

Prendete una pentola con acqua e aggiungete il cous cous e portate a bollore. Quando il cous cous sarà cotto scolatelo bene. Nel frattempo tritate i funghi e metteteli in una ciotola. Aggiungi i pomodori e il mais ai funghi e cuoci nel microonde per 2 o 3 minuti. Ora mescolateli al cous cous cotto. Mescolateli bene e cospargete di sale e pepe nero o bianco. Servire subito.

Godere!

Insalata di carote con zenzero e limone

ingredienti

2 carote

2 spicchi d'aglio, tritati

1 cucchiaino. polvere di cannella

Pezzo di zenzero da 1/2 pollice, grattugiato finemente

Sale, a piacere

Pepe nero, a piacere

Un filo d'olio

Metodo

Lavate, mondate e affettate le carote e disponetele su un piatto. In una ciotola unite lo zenzero grattugiato, l'aglio, un filo d'olio, la cannella in polvere e un po' di pepe e sale. Mescolali bene. Ora spalma questo composto con le carote. Servire subito.

Godere!

Insalata di Jicama e anguria

ingredienti

1 Jicama

1 Anguria

3 cucchiai. succo di lime fresco

Scorza di limone

2 cucchiaini. Miele

1 cucchiaio. foglie di menta fresca, tritate

Sale e pepe a piacere

Metodo

Tagliare la jicama a fette e l'anguria a cubetti. Metti la jicama e l'anguria in una ciotola. Aggiungere il succo di limone, la scorza di limone, il miele e la menta. Mescolali insieme in modo che jicama e angurie vengano ricoperti in modo uniforme. Assaggiate e condite di conseguenza. Ora refrigerare l'insalata per circa 2 ore e poi servire a tutti.

Godere!

Insalata di barbabietole fresche

ingredienti

1 barbabietola fresca, arrostita

1 cucchiaino. senape essiccata in polvere

sale

2 cipolle, tritate

1½ cucchiaio. semi di papavero

Zucchero, quanto basta

1½ cucchiaino. olio vegetale

½ tazza di formaggio feta sbriciolato

Metodo

Unire tutti gli ingredienti in una ciotola e mescolare bene fino a quando tutti gli ingredienti sono ben amalgamati. Servire subito.

Godere!

Insalata di cetrioli freschi estivi e anguria

ingredienti

2 cetrioli freschi, affettati

1 anguria fresca, a cubetti

Un pizzico di sale a piacere

Spruzzata di Aceto Balsamico

1 cucchiaino. zucchero

Metodo

Unire tutti gli ingredienti in una ciotola e mescolare bene fino a quando tutti
gli ingredienti sono ben amalgamati. Refrigerare e servire.

Godere!

Gustosa Insalata Di Cipolle E Sedano

ingredienti

1 gambo di sedano, tritato

2 cipolle, a dadini

2 cucchiai. Succo di limone

Un filo d'olio d'oliva

5-6 foglie di basilico

Pizzico di sale

Pepe macinato, a piacere

Metodo

Unire tutti gli ingredienti in una ciotola e mescolare bene fino a quando tutti gli ingredienti sono ben amalgamati. Refrigerare e servire.

Godere!

Insalata di spinaci e cipolle rosse

ingredienti

1 mazzetto di spinaci novelli freschi

2 cipolle rosse, tritate finemente

3 cetrioli, tritati

Sbriciolate qualche fetta di pancetta, se lo desiderate

½ tazza di mozzarella fresca

Origano, quanto basta

Metodo

Unire tutti gli ingredienti, tranne il formaggio, in una ciotola e mescolare

bene fino a quando tutti gli ingredienti si saranno amalgamati bene.

Mettete in frigo e servite con il formaggio.

Godere!

Anguria condita con mozzarella

ingredienti

1 Anguria fresca

5 o 6 foglie di basilico fresco

1 cucchiaio. aceto balsamico

1 tazza di mozzarella

Origano per condire

Metodo

Unire tutti gli ingredienti in una ciotola e mescolare bene fino a quando tutti gli ingredienti sono ben amalgamati. Assaggiate e condite di conseguenza. Refrigerare e servire.

Godere!

Gustosa insalata di pancetta a basso contenuto di carboidrati

ingredienti

½ tazza di maionese

1 spicchio d'aglio schiacciato

½ tazza di lattuga

sale

Pepe nero macinato fresco, a piacere

4 cucchiai. succo di lime

1 cucchiaio. pasta di acciughe

5 fette di pancetta

Metodo

Per prima cosa prendete una padella e friggete le fette di pancetta fino a renderle croccanti. Fateli raffreddare e sbriciolateli. Ora in una ciotola aggiungete la maionese, l'aglio sale e pepe e la pasta di acciughe. Mescolare bene per formare un condimento. Aggiungere la lattuga fresca e mescolare bene per ricoprire. Condire a piacere. Servire guarnendo con la pancetta sbriciolata.

Godere!

Insalata di carote fresche e cetrioli

ingredienti

2 carote, affettate e arrostite

2 cetrioli, affettati

2 cucchiaini. senape essiccata in polvere

sale

1½ cucchiaio. semi di papavero

Zucchero, quanto basta

1 1/2 cucchiaino. olio vegetale

½ tazza di feta o mozzarella sbriciolata

Metodo

Unire tutti gli ingredienti in una ciotola e mescolare bene fino a quando tutti gli ingredienti sono ben amalgamati. Servire subito.

Godere!

Insalata fresca di Jicama e Mango del mattino

ingredienti

2 manghi freschi, a cubetti

1 Jicama fresca, a cubetti

6-8 foglie di menta fresca

Un pizzico di sale a piacere

Spruzzata di Aceto Balsamico

Metodo

Unire tutti gli ingredienti in una ciotola e mescolare bene fino a quando tutti gli ingredienti sono ben amalgamati. Refrigerare e servire.

Godere!

Insalata di tonno sana e fresca

ingredienti

1 purè di avocado

1 scalogno, affettato

1 scatola di tonno

Succo di lime, quanto basta

2 pomodori, tritati finemente

Capperi, a piacere

Sale qb

Pepe a piacere

Metodo

Schiacciare l'avocado con una forchetta. Aggiungere il succo di lime fino a quando la consistenza è liscia. Ora incorporare i pomodori tagliati, il tonno sgocciolato, i capperi e lo scalogno nel purè di avocado. Condire con sale e pepe nero a piacere. Servi questa deliziosa insalata di tonno con patatine o con verdure o su un letto di verdure.

Godere!

Insalata semplice di fagiolini, sedano e olive

ingredienti

1 confezione di fagiolini freschi

1 gambo di sedano, a dadini

Succo di limone, quanto basta

Un filo d'olio d'oliva

2 foglie di basilico

5 Olive

Un pizzico di sale, a piacere

Pepe, a piacere

Metodo

Unire tutti gli ingredienti in una ciotola e mescolare bene fino a quando tutti gli ingredienti sono ben amalgamati. Refrigerare e servire.

Godere!

Insalata di spinaci con menta fresca e avocado

ingredienti

1 mazzetto Spinaci novelli freschi

Menta fresca, secondo il gusto

2 avocado, affettati

2 cipolle rosse, tritate finemente

2 cetrioli, tritati

1 tazza di mozzarella

Origano per il gusto

Metodo

Unire tutti gli ingredienti in una ciotola e mescolare bene fino a quando tutti gli ingredienti sono ben amalgamati. Refrigerare e servire.

Godere!

Bocconcini Di Zucchero Fresco Con Mozzarella

ingredienti

1 tazza di zucchero a velo fresco

4 mirtilli rossi secchi

1 rametto di foglie di basilico

1 rametto di foglie di menta

Aceto balsamico, quanto basta

½ tazza di mozzarella fresca

Origano per condire

Metodo

Unire tutti gli ingredienti in una ciotola e mescolare bene fino a quando tutti gli ingredienti sono ben amalgamati. Refrigerare e servire.

Godere!

Insalata Di Tonno Con Uova E Mele

ingredienti

1 tonno sott'olio d'oliva

1 cipolla verde fresca, tritata finemente

1 mela, affettata

3-4 uova sode

1 cucchiaio. sedano

2 cucchiai. condimento alla crema

Pepe nero macinato al momento, a piacere

Sale, a piacere

Metodo

Unire tutti gli ingredienti in una ciotola e mescolare bene fino a quando tutti gli ingredienti sono ben amalgamati. Refrigerare e servire.

Godere!

Barbabietola e Noci con Prugne

ingredienti

2 barbabietole, grattugiate

8 prugne, tritate

2 spicchi d'aglio, tritati

Sale, a piacere

1½ cucchiaio. Noci tritate

Zucchero, a piacere

½ cucchiaino. olio vegetale

½ tazza di formaggio feta o mozzarella

Metodo

Unire tutti gli ingredienti in una ciotola e mescolare bene fino a quando tutti gli ingredienti sono ben amalgamati. Servire subito.

Godere!

Cimette di Broccoli con Cipolle e Pinoli

ingredienti

2 tazze di cimette di broccoli

1 manciata di pinoli

2 cipolle rosse, tritate

6-8 foglie di menta

2 cucchiaini. aceto balsamico

½ tazza di mozzarella fresca

Origano per condire

Metodo

Unire tutti gli ingredienti in una ciotola e mescolare bene fino a quando tutti
gli ingredienti sono ben amalgamati. Sfornare e servire freddo.

Godere!

Insalata di tofu su spinaci novelli

ingredienti

1 Tofu, a cubetti

1 mazzetto di spinaci novelli

2-3 pezzi di zenzero

1/4 di tazza d'acqua

1/2 cucchiaino. Aceto di riso

Pasta di peperoncino rosso, a piacere

Olio per condire

1/2 cucchiaino. salsa di soia

Metodo

Frullare lo zenzero con l'acqua, l'aceto di riso, la salsa di soia e l'olio

vegetale. Unisci il tofu e gli spinaci in una ciotola e versaci sopra la miscela di

zenzero.

Godere!

Insalata di asparagi con pancetta saporita

ingredienti

1 mazzetto di asparagi, mondati

1 tazza di pancetta sbriciolata

Un filo d'olio d'oliva

Aceto balsamico qb

1 cucchiaino. Salsa di soia

Pizzico di sale

Pepe nero macinato

Metodo

Per prima cosa mondate gli asparagi freschi e lessateli fino a renderli croccanti e teneri e teneteli da parte. Ora in una piccola ciotola, aggiungere dell'olio, della salsa di soia e dell'aceto balsamico e cospargere di sale e pepe nero macinato a piacere. Mescolateli molto bene. Ora in un'insalatiera aggiungere gli asparagi e questo condimento e mescolare. Quindi

aggiungere i pezzi di pancetta cotta sbriciolata e servire immediatamente.

Godere!

Insalata di polpa di granchio facile

ingredienti

1 pezzo di polpa di granchio

1 gambo di sedano

½ tazza di maionese

1 cucchiaino. Dragoncello

2 erba cipollina, tritata

1/4 tazza di panna acida fresca

1 cucchiaino. senape secca

Succo di lime fresco di 1/2 limone

Metodo

Per prima cosa prendi una ciotola profonda e mescola il pezzo di polpa di granchio insieme al sedano, all'erba cipollina e al dragoncello. Mescolali bene. Aggiungere la maionese, la panna acida fresca e la senape essiccata e spruzzare con il succo di lime. Ora mescolali tutti molto accuratamente. Servire subito.

Godere!

Fragole e cipolle al vino rosso

ingredienti

4-5 fragole, affettate

2 cipolle rosse, affettate

½ tazza di maionese

¼ di tazza di panna acida fresca

Spruzzata di vino rosso

Alcuni semi di papavero, secondo il gusto

½ tazza di zucchero bianco

Metodo

Unire tutti gli ingredienti in una ciotola e mescolare bene fino a quando tutti gli ingredienti sono ben amalgamati. Sfornare e servire freddo.

Godere!

Bulgur con piselli e scalogno

ingredienti

2 tazze di bulgur cotto

½ tazza di arachidi, tostate

2 rametti di scalogno

Olio extravergine d'oliva

2 pomodori, a dadini

Prezzemolo fresco

foglie di menta fresca

Sale, a piacere

Pepe nero, a piacere

Metodo

Unire tutti gli ingredienti in una ciotola e mescolare bene fino a quando tutti gli ingredienti sono ben amalgamati. Sfornare e servire freddo.

Godere!

Briciole di pane di mais con insalata di tofu

ingredienti

1 tazza di briciole di pane di mais

1 Tofu, a cubetti

2-3 pezzi di zenzero

Acqua quanto basta

2 cucchiaini. aceto di vino bianco

1 cucchiaino. pasta di peperoncino rosso

Olio per condire

1 cucchiaino. salsa di soia

Metodo

Passare gli zenzero in un frullatore e trasformarli in purea aggiungendo acqua, aceto di vino bianco, salsa di soia e olio. Ora, una volta preparata questa purea, spalmatela sulle briciole di pane di mais e sul tofu.

Godere!

Pancette gustose con verdure

ingredienti

1 mazzetto di asparagi mondati

1 mazzetto di spinaci novelli

1 fetta di pancetta, sbriciolata

Un filo d'olio d'oliva

Aceto balsamico qb

1 cucchiaino. Salsa di soia

Pizzico di sale

Pepe nero macinato

Metodo

Lessare gli asparagi finché non diventano teneri. In una piccola ciotola, aggiungere dell'olio, della salsa di soia e dell'aceto balsamico e cospargere di sale e pepe nero macinato a piacere. Mescolateli molto bene. Ora in un'insalatiera aggiungere gli asparagi, gli spinaci e il condimento e mescolare. Quindi aggiungere i pezzi di pancetta cotta sbriciolata.

Godere!

Insalata di salmone al peperoncino

ingredienti

1 salmone salato, a dadini

1 gambo di sedano, tritato

½ tazza di maionese

2 pomodori, a dadini

2 cipolle verdi, tritate

½ tazza di panna acida fresca

2 cucchiaini. pasta di peperoncino rosso

Succo di lime fresco di 1/2 limone

Metodo

Unire tutti gli ingredienti in una ciotola e mescolare bene fino a quando tutti gli ingredienti sono ben amalgamati. Sfornare e servire freddo.

Godere!

Insalata di avocado e pompelmo

ingredienti

1 avocado

1 pompelmo

2 spicchi d'aglio

3-4 mirtilli secchi dried

½ tazza di maionese

¼ tazza di panna acida fresca

Spruzzata di vino rosso

Alcuni semi di papavero

Un pizzico di sale e pepe

Metodo

Unire tutti gli ingredienti in una ciotola e mescolare bene fino a quando tutti gli ingredienti sono ben amalgamati. Sfornare e servire freddo.

Godere!

Quinoa con pinoli

ingredienti

2 tazze di quinoa cotta

4-5 pinoli, tostati

Olio extravergine d'oliva

2 pomodori, a dadini

2 cucchiaini. prezzemolo

8-10 foglie di menta

Un po 'di sale

Un pizzico di pepe nero a piacere

Metodo

Unire tutti gli ingredienti in una ciotola e mescolare bene fino a quando tutti gli ingredienti sono ben amalgamati. Questa insalata va servita calda.

Godere!

Insalata di patate arrosto con curry in polvere

ingredienti

2-3 patate, tagliate a dadini e arrostite

1 cucchiaino. potere del curry

½ tazza di maionese

2 cucchiai. aceto

1 gambo di sedano, tritato

2 cucchiai. coriandolo tritato

2 scalogni, affettati

Sale e pepe a piacere

Metodo

Unire tutti gli ingredienti in una ciotola e mescolare bene fino a quando tutti gli ingredienti sono ben amalgamati. Servire subito.

Godere!

Insalata di funghi con bulgur e quinoa

ingredienti

1 tazza di Bulgur cotto

1 tazza di quinoa cotta

3-4 funghi, tritati

2 pomodori pelati, a dadini

sale

Pepe nero o bianco

Metodo

Mettere i pomodori e i funghi in una ciotola adatta al microonde e scaldare per 2-3 minuti. Aggiungere il resto degli ingredienti e mescolare bene. Servire subito.

Godere!

Insalata di ravanelli al limone e zenzero

ingredienti

1 ravanello, bollito e affettato

3 spicchi d'aglio, tritati

1 cucchiaino. polvere di cannella

1 zenzero, grattugiato finemente

Sale, a piacere

Pepe nero, a piacere

Un filo d'olio

Metodo

Disponete le fette di radicchio in un piatto. Mescolare il resto degli ingredienti per fare un condimento. Poco prima di servire versate il condimento sul ravanello.

Godere!

Insalata di frutti di bosco freschi e mango

ingredienti

2 mango, a cubetti

2 fragole, tagliate a metà

2 tazze di mirtilli

6-8 foglie di menta

Sale qb

Spruzzata di Aceto Balsamico

Zucchero bianco, a piacere

Metodo

Unire tutti gli ingredienti in una ciotola e mescolare bene fino a quando tutti gli ingredienti sono ben amalgamati. Sfornare e servire freddo.

Godere!

Insalata semplice di pane e feta

ingredienti

1 pagnotta di pane, affettata

1 gambo di sedano, a dadini

2 cucchiai. succo di limone

Un filo d'olio d'oliva

½ tazza di formaggio feta

2 foglie di basilico fresco

8 Olive

Pizzico di sale

Pepe, a piacere

Metodo

Per prima cosa prendete le fette di pane e spezzettatele. Aggiungete il pane, il sedano, il succo di limone, l'olio d'oliva, le olive, le foglie di basilico e un po' di sale e se volete, aggiungete un po' di pepe. Aggiungere il formaggio Feta e conservare in frigorifero. Servire freddo.

Godere!

Insalata di trota affumicata con mele alla julienne

ingredienti

1 pesce trota in fiocchi e affumicato

2 cucchiai. olio extravergine d'oliva

1 cucchiaino. Rafano

3 scalogni, tritati

1 cucchiaino. senape di Digione

3 mele tagliate a julienne

2 cucchiai. aceto

1 mazzetto di rucola

1 cucchiaino. miele

Pizzico di sale

Pepe nero macinato fresco a piacere

Metodo

Unire tutti gli ingredienti in una ciotola e mescolare bene fino a quando tutti gli ingredienti sono ben amalgamati. Servire subito.

Godere!

Fava con insalata di pomodori e cetrioli

ingredienti

1 lattina di fave

2 cetrioli, tritati

2 pomodori, tritati

1 cucchiaio. prezzemolo

Succo fresco di 1 limone

1 cucchiaio. Olio

2 spicchi d'aglio, tritati

Un pizzico di cumino macinato

Pizzico di sale

un pizzico di pepe

Metodo

Unire tutti gli ingredienti in una ciotola e mescolare bene fino a quando tutti gli ingredienti sono ben amalgamati. Servire subito.

Godere!

Insalata gustosa con pane raffermo

ingredienti

1 confezione di pane raffermo

2 cucchiai. aceto di vino rosso

2 spicchi d'aglio, tritati

2 cipolle rosse, tritate finemente

1 gambo di sedano, tritato

2 pomodori, a dadini

2 cucchiai. Olio d'oliva

2-3 foglie di basilico

Pizzico di sale

un pizzico di pepe

Metodo

Marinare i pomodori a pezzi in olio d'oliva e aceto per qualche ora.

Cospargete di sale e pepe e fate riposare per un po'. Mettere a bagno il

pane raffermo in acqua e poi scolarlo. In un'insalatiera, aggiungere il pane

ammollato e i pomodori marinati insieme alle cipolle, al sedano e al basilico.

Servire subito.

Godere!

Insalata grattugiata marinata

ingredienti

1 cavolo cappuccio, grattugiato

2 cetrioli, grattugiati

2 carote, grattugiate

2 barbabietole, grattugiate

2 cipolle, affettate

Un filo d'olio

2 cucchiai. aceto

Sale, a piacere

Acqua, se necessario

Metodo

Unire tutti gli ingredienti in una ciotola e mescolare bene fino a quando tutti gli ingredienti sono ben amalgamati. Congelare per almeno sei ore e servire freddo.

Godere!

Insalata di mirtilli e noci con gorgonzola

ingredienti

5-6 mirtilli rossi secchi

2-3 Noci glassate

2 arance, a spicchi tagliati

Condimento per insalata, a piacere

Formaggio blu, sbriciolato, per guarnire

Qualche foglia di basilico fresco

Menta fresca

Metodo

Unire tutti gli ingredienti in una ciotola e mescolare bene fino a quando tutti gli ingredienti sono ben amalgamati. Sfornare e servire freddo.

Godere!

Insalata di gamberi all'aglio con piselli

ingredienti

5 Gamberetti piccoli, bolliti

2 cucchiai. olio extravergine d'oliva

2 spicchi d'aglio tritati

2 scalogni, tritati

1 cucchiaino. senape di Digione

2 cucchiai. Aceto

1 tazza di piselli surgelati, bolliti

Pizzico di sale

Pepe nero macinato fresco per spolverare

Metodo

Unire tutti gli ingredienti in una ciotola e mescolare bene fino a quando tutti gli ingredienti sono ben amalgamati. Servire subito.

Godere!

Insalata di fagiolini freschi

ingredienti

1 lattina di fagioli borlotti

2 cetrioli

2 pomodori

2 cucchiaini. prezzemolo

Succo fresco di 1 limone

Olio

2 spicchi d'aglio tritati

Un pizzico di cumino macinato

Pizzico di sale

un pizzico di pepe

Metodo

Ora prima tagliare i pomodori freschi e i cetrioli a dadini fini. Aggiungi i

fagioli in quella ciotola. Aggiungete ora gli spicchi d'aglio tritati, il pepe e il

cumino macinati, un pizzico di sale a piacere, il prezzemolo tritato, un filo

d'olio e un po' di succo di lime fresco. Scolali molto bene.

Godere!

Tortilla e insalata di pomodori

ingredienti

10 Tortillas, a pezzi

2 cucchiai. aceto di vino rosso

2 spicchi d'aglio tritati

2 cipolle rosse

1 gambo di sedano

3 pomodori

Olio d'oliva

Mozzarella, per guarnire

Foglie di basilico, per guarnire

Pizzico di sale

un pizzico di pepe

Metodo

Per prima cosa dovete tagliare a pezzi i pomodori, condire con un filo d'olio d'oliva e un po' di aceto. Ora cospargere di sale e un po' di pepe. Tienilo così com'è per pochi minuti. Ora prendi le tortillas e rompile a pezzi. In un'insalatiera, aggiungere i pezzi di tortilla e i pomodori marinati insieme alle cipolle, al sedano e al basilico. Guarnite con la mozzarella e servite.

Godere!

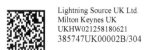

Lightning Source UK Ltd.
Milton Keynes UK
UKHW021258180621
385747UK00002B/304